ALFRED [illegible]OUSSIER

UN CARNET DE RECETTES D'UN REBOUTEUX ROUENNAIS

AU XVIIIe SIÈCLE

ROUEN

IMPRIMERIE E. CAGNIARD (LÉON GY, Succr)

Rues Jeanne-Darc, 88, et des Basnage, 5

—

1909

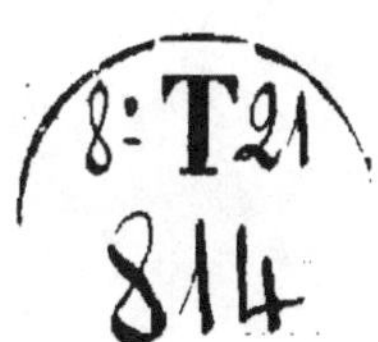

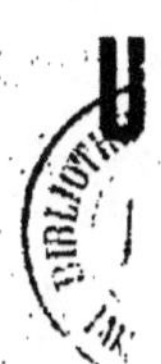

ALFRED POUSSIER

UN CARNET DE RECETTES D'UN REBOUTEUX ROUENNAIS

AU XVIIIe SIÈCLE

ROUEN
IMPRIMERIE E. CAGNIARD (LÉON GY, Succr)
Rues Jeanne-Darc, 88, et des Basnage, 5

1909

Extrait du *Bulletin de la Société libre des Pharmaciens de Rouen et de la Seine-Inférieure*, 7e année, n° 10, octobre 1909

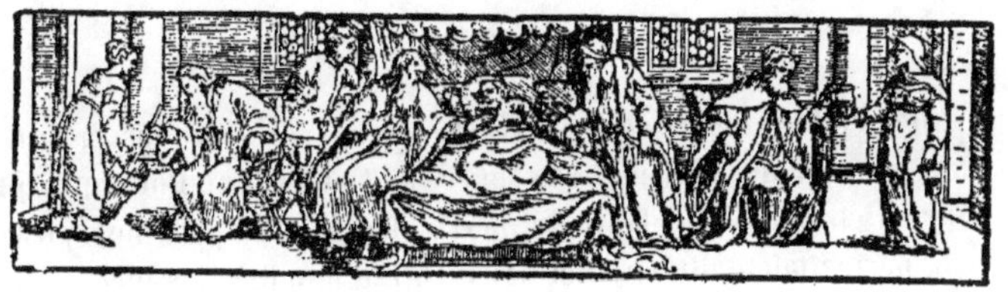

Un Carnet de recettes d'un Rebouteux Rouennais

AU XVIIIe SIÈCLE

Parmi les coins pittoresques de Rouen, que, dans un but d'assainissement, la pioche du démolisseur fit disparaître vers 1860, il s'en trouva un qui fit place au square Solférino, et, à quelques tronçons des rues adjacentes.

Ce quartier était traversé par deux voies étroites et sales, la rue des Hermites et la rue de la Renelle, dans lesquelles, depuis le xve siècle, les tanneurs et les maroquiniers exerçaient leur industrie : ceux-là ont émigré le long du cours de l'Aubette, dans le faubourg Martainville; quant aux autres, ils ont disparu complètement.

La rue de la Renelle était située sur l'emplacement même du square, et sur une partie de la rue Jeanne-Darc ; pour la rue des Hermites, qui existait déjà au commencement du xive siècle, elle est devenue la rue des Basnage..... à la largeur près [1].

[1] C'est d'une maison de la rue de la Renelle que proviennent les superbes boiseries et sommiers sculptés du xviie siècle qui décorent la façade de l'immeuble de M. Toullet, rue d'Amiens, no 83.

Elles étaient toutes deux traversées dans leur longueur par un ruisseau qui prenait naissance à la source de Gaalor, rue Bouvreuil, proche l'ancien château. Des dalles de pierre et quelques planches posées çà et là permettaient d'y circuler sans trop se mouiller les pieds.

Ce quartier donnait également asile depuis fort longtemps à quelques membres d'une autre et intéressante corporation, celle des Étuvistes. Les étuves des Hermites et de la Renelle sont souvent citées dans des actes du xve siècle. D'après les ordonnances qui régissaient la corporation des barbiers-étuvistes (1407), ceux-ci étaient tenus de suspendre pour enseignes des plats blancs (les jaunes étant réservés aux chirurgiens), leurs boutiques devaient être peintes en bleu avec châssis de verre et porter cette inscription : « Barbier, Perruquier, Baigneur, Étuviste : Céans on fait le poil proprement et on tient bains et étuves ».

C'est dans le beau milieu de ce quartier que, vers 1760, habitait un savetier du nom de Jacques Pochet, qui eut une certaine célébrité, non pas de la façon plus ou moins experte avec laquelle il appliquait des « béquets » aux socques de ses contemporains, mais grâce à ses talents d'empirique.

Ce disciple de saint Crépin était un rebouteux fort à la mode, ouvriers et bourgeois recouraient à ses lumières (?) remplissant largement son escarcelle au détriment de nos bons chirurgiens et apothicaires qui le poursuivirent cependant.

Dans son recueil de formules, qu'un bouquiniste rouennais nous a offert, nous avons pu relever près de quatre-vingts recettes des plus baroques, écrites avec le plus profond mépris de l'orthographe et qu'il faut lire tout haut pour arriver à en déchiffrer le sens. On dirait que son auteur ait voulu l'écrire en auvergnat pour le rendre plus incompréhensible à ceux entre les mains desquels il aurait pu échouer.

Si on en juge par le nombre et le choix des formules inscrites, les maladies vénériennes devaient être très fréquentes alors, pour la blennorrhagie seulement on y rencontre une douzaine de recettes différentes, viennent ensuite les remèdes contre la suppression des règles,

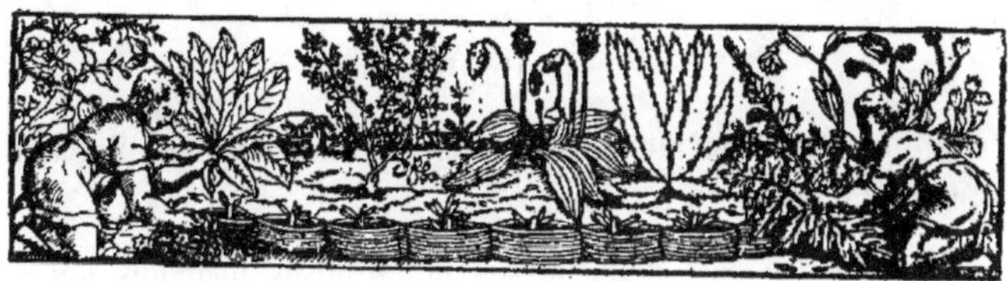

les maux d'yeux, la fièvre, les inflammations, rhumatismes, etc... jusque et y compris le secret pour guérir les cors aux pieds.

Voici prises dans le tas quelques-unes de ces recettes dont nous donnons intégralement le texte :

Blennorrhagie. — « Recette pour guerire une chode pice scavoir prenne une demyionce de sal fras [1] autant de sal pareil autant de gaillac un quare de Sel dispon un sols de riglise en baton mette le toute dans trois boutaille deau fait bouillire Letoute En Semble pour le reduire a deux boutaille. — Autre recette pour lareter Radi Callement prenné deux gros tant de geus de grevice que de caufre deux gros denfea deux gros desprit de nitre delayé En semble et en suitte ymett un gros de tur Bentine [2] dans une Livre deau de fontaine et bien le melle en semble Le malade en prandras deux fois par jour une culeré dans un verre deau de fontaine le matin a gean et le soire en ce couchan saest pour laretter radi callemant ».

Pour la suppression des règles, les recettes sont nombreuses, quelques unes sont bien anodines, d'autres, au contraire, sont plutôt dangereuses :

« Pour faiere venire Les regle a une fille il fos lui faire Boire du caffé ». — Autre : « prenné une bonne poigné de perchiy lé faire bouillire dans du lait Le Boire ». — Autre : « Remede pour faire venire les regle a une fille ou femme siodi vieille quel sois scavoir pour un fort tamperament prenné une prise de coriande sabine que vous fré iju fusser une nuit dans un verre de vin blanc et le fré boire lelande

(1) Lire : sassafras.

(2) Lire : Yeux d'écrevisse, — Nymphea. — Térébenthine.

main matin a la malade sy saest un feble tamperament elle nan prandra qune demij prise a la fois ».

Voici d'autre part deux de ses nombreuses formules de *collyre* : « Recette pour le mal des gieux scavoir prenné un œufe frais fait le dure sire dans Les chandre choude vous prandré le blanc dudit œufe et pour un sols de coupros blanc vous mettré le toutte bouillire viron un quardeure dans une chopine deau de fontaine qui ceras dans un post neuf et 3 minuttes avant de le retiré du feux vous y metré pour un sols de sucre ex quandij apres Lepassé pare un Linge et Le Bien presse et Lemettre dans une boutaille de verre pour san servire Dans son Besoin Bien boucher la boutaille ». — « Recette pour guerir une personne aveugle sansquille paraisse rien dans leuil ni quatare nitais dans les gieux scavoir charché un chardon dans les champs quil sois poussé araze de terre quis est un chardon quil ne fleury jamais vous levere les feuille du chardon avec votremain et parde sous vous trouvere un petit bouton que vous prandré Et vous fre ranvercé la tette du malade en arière Et vous Luy purré dans les gieux malade Le jeux qui ce trouvesras dans le dits bouton Le malade souffrira Beau couppe et la veus Luy reviendra En peut de temps Il fos que Ledit Remede sois ceully Dans le Courant du mois de may ».

Pour la fièvre. — « Pour guerir la fievre prenne une Patte de mouton male aussitot quil est tué et Lappliqué sur le Bras gauche avec sept gros grains de sel piqué le dit sel dans ladites Patte et l'appliqué sur le Bras gauche du malade Lorse que Lacces de la fievre commance ».

Inflammations. — « Remede pour fair Dezan flere une enfle cauzer pare un depost Dumeure dans Les jambbes Syil Lia des zos Calle Sinné quille Liest desquille dos quelle sorte par le moyent dudit remede scavoir prenné une bonne culleré de bonne farine de fromant quis sois de la grosse farine et dix culleré deau cinq culleré de vinaigre de vin fait une boullij avec le toute quelle sois Bien quitte quelle sois quitte en gratin aprés vous la retiréré du feux et vous y metre gros

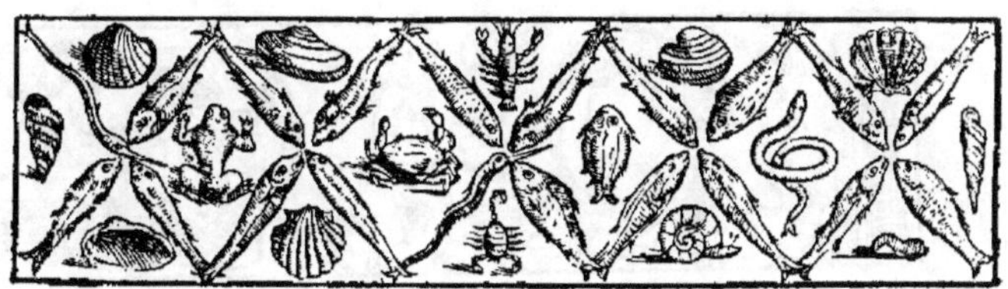

come une grosse nois de beure frais que vous fré foudre dans la dites boully apres vous enfré un quataplame que vous aplicqré sur la party affligé et Luy Laisseré pandant vingt quatre heure et tous les vingt quatre heure vous mettré un meme quataplame sur ladite party affligé et continuré le dit remede jus caparfaite guerison ».

Rhumatismes. — « prenné dela lune grasse pour 2 sols il né faudras pas tous Et vous le metre dans un petit sacque de toille Et vous le couzere avec du fille aprés vous le porteré dans votre poche sans le quitté ous le pandre aulong de votre cuisse parcemonyent vous sauré pre Servé durumatisme » (1).

Hemorrhoïdes.— « Recette pour les Emoruitte seavoir prenné de la suit recuitte de la cheminée de la plus dure avec une Boulete dœufe dure Long comme Le bout dudoit de chandelle Batte le toute en semble pour en faire un on gant que vous aplicqueré sur La partie affligé. »

Coupures. — « Luille deliboure est très Bonne pour les coupure sy difi sillquell sois » (2).

« Le Sances deture Banstine est bonne ausy pour les Coupures sa fait tous de suitte reprandre Leschaire. »

Cancer du sein.— « Pour guerire Les chancre au sain des femmes. Seavoir prenné une grande casterolle de terre neufe et Lan plire de gros crapous vivans bien couvrire la casterolle et Bien boucher Les Bore avec de la patte et après mettre lesdites casterolle dans un foure plusieur fois jus ca que les dits crapous sois bien chaise pour pouvoire

(1) Lire : Alun.

(2) Lire : Eau d'Alibour, — Essence de Térébenthine.

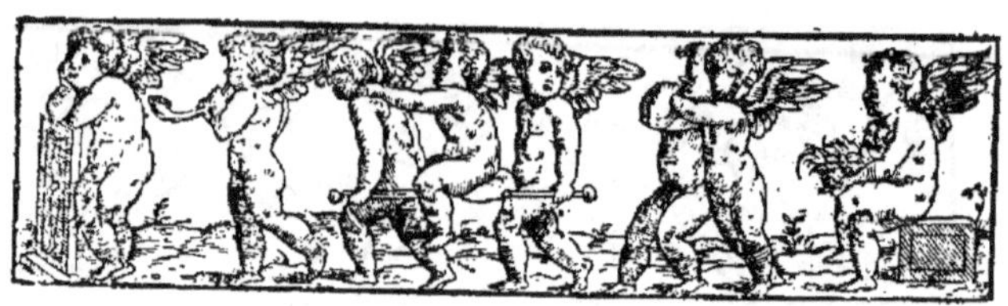

Les reduire En poudre — apres Etre Bien chaise vous le Laissere dans la dites casterolle latenant tous jour couverte Et a la mezure que vous voudré vous En servi re vous en prandré laquantité quelle pouras vous en faltoire. Et nanpilleré que la mezure de ce quille vous faudras pour passer votre malade. — Etant pillé Bien fin vous Lela mizeré avec un petit tamij de sois Bien petit Et tous les douze heures vous cemeré dela dites poudre sure le sain malade Bien negalle et vous y metré un linge pardesus et continuere juse qua guerison. »

Epilepsie. — « Recette poure des personnes quil tombe Duhaumal scavoir pendant le courant Du mois de May prené du gratron connapelle du grate cu pillé les pour En navoir le jeu et en faitte boiere plain une ecuelle au malade soire et matin Et continuere deux ané de suitte. »

Cors au pieds. — « Recette poure les core aupied scavoir Il fos y mettre de la crasse delurine !!! »

Viennent ensuite quelques adresses de ses fournisseurs et de ses... confrères !

« Madame Soude fayan Sier au coint Delarüe auzous vans dela toielle verte pour le mal detetes on nan fait une calote avec cette dittes toielle que long mais sur LeCouplet de latette parde sous un bonnet sa fait sortire des os de la tete ; »

« fa Bullet quis demeure proche les Celestins a Roüen vans delongant qui guerie lesmau In Curable. »

Enfin, pour terminer cette nomenclature, voici la recette qu'il employait pour faire une concurrence aux sages-femmes de son époque :

« Remède pour faire a couchez une femme Bien pronteman prenne un demiare deaudevie dans laquel vous y metré Lape Santeur Dun louis

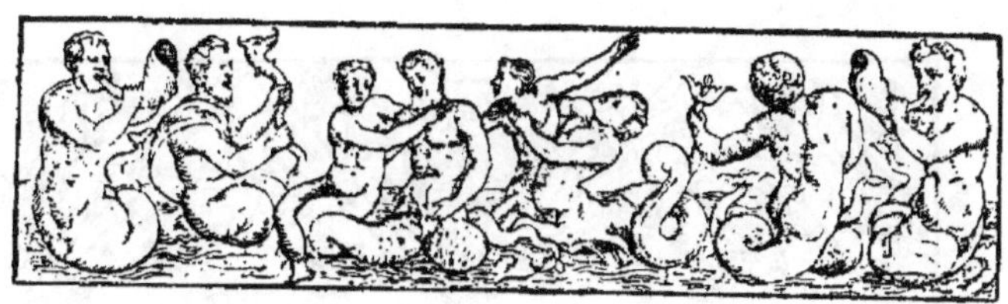

dore de franc lorié chese reduit En poudre Remede in mancable vous le fre avallé a la malade. »

En plus d'une série de recettes du même genre, toutes aussi bizarres que celles qu'on vient de lire, notre empirique a également consigné sur son carnet une foule de notes se rapportant aussi bien à sa profession clandestine qu'aux incidents de son existence.

D'abord, c'est une liste de ses clients avec leurs adresses :

« Monsieur auboin marchand deaudevie rüe os zoure (1) ; »

« Monsieur pattenote laboureure a la paroisse demonville (2) a deux lieues et demy de Rouen » (*Bonggarsont*) ;

« Monsieur Duclos demeure chez Monsieur chefe dotel rüe dumoulinet a Roüen. »

« Monsieur Boismare maître cordonié a ois Selle (3);

« Monsieur pigere loge ala poie Sonnery dela Basse vieux tour aloberge proche Lechez Valtenoire (4), etc., etc. ».

Par ailleurs, il note soigneusement les rendez-vous pris avec les clients, et les noms de ceux en cours de traitement :

« Jacques garde du moulain de monsieur Lebrasseur a commancé a ce fair tretere le 13 novembre 1774 ; »

« Ce gourd'huij 12 mars 1775. Il fos quejaille demain chez madame Le feuvre rüe neuve St Lot a Roüen voire un geune homme qui Est malade Delapart de madame hedouard de Rouen dans le Basdela rue il Lia une monteuse de Bonnet a la dites maison ; »

(1) Rue aux Ours.

(2) Monville.

(3) Oissel.

(4) *Le Cheval noir.*

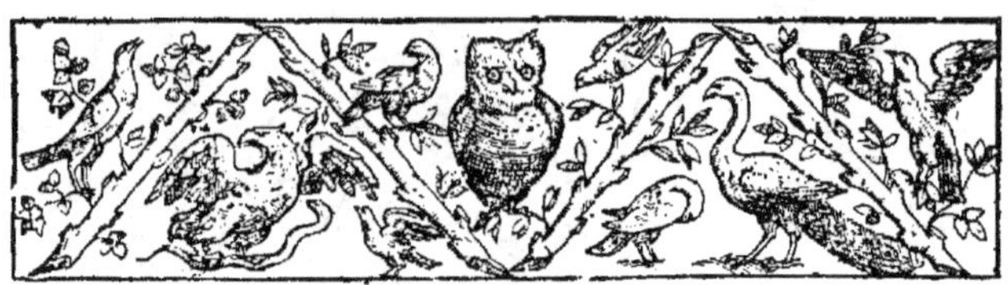

« Le sindic de la paroisse de Vasson Ville (1) veu que je trette son perre pour le mal des gieux ; »

« Mon Sieur Duvalle garde du moulain de St quatrine a commancé a ce faire tretere le 13 quinze du dit mois de novembre (2) ; »

« jé commancé a treter madame gervais maitresse boulanger horla porte cauchoise le gour de Sandre anné 1775 parprie et somme de deux cant livres je reuçüe cant Livres en commansan a treter la Malade. »

« Mademoiselle Bregillon rüe de vergetié a roüen vans detres Bon ongant pour lesmeau jn curable ».

« Monsieur le vicairre de la paroisse de bos tote, proche le Valle martin proche tote guerie Les Louppe et Les Escrouelles sa est dans le pey de Caux (3) ».

« Mademoiselle Aubert qui demeure chez Mr Belliard rüe dele Cureuille a un nongant quis guerre Les cout aux gambles et Les mos in curable ».

On trouve également inscrits en chiffres et en lettres les billets de loterie qu'il prend en Société avec des amis, ainsi que les dates de ces achats (4).

Un beau jour il a une altercation avec le fils d'un maître d'hôtel qui

(6) Vassonville.

(2) *Le Moulin de Sainte-Catherine* dépendant de *l'Hôtel Sainte-Catherine* était situé sur le Robec, près de la rue Malpalu, à hauteur de la rue actuelle Alsace-Lorraine.

(1) Tostes.

(2) Pour les loteries à cette époque, lire le chapitre très intéressant que lui a consacré le Dr Hue dans son *Histoire de l'Hospice-Général de Rouen*, pp. 61-67.

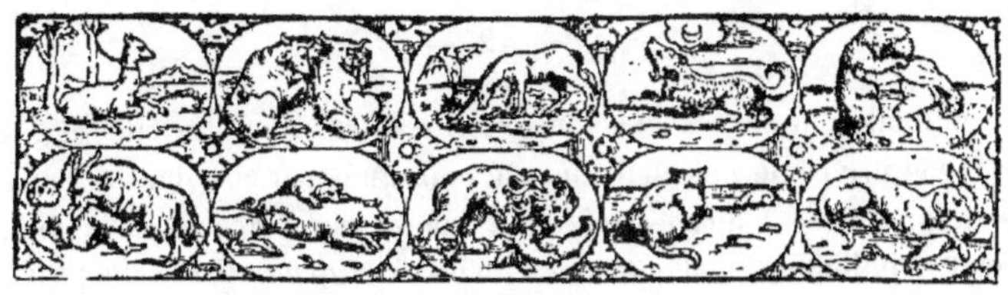

l'injurie et le frappe, aussitôt il note sur son carnet cet incident fâcheux, les noms et adresses des témoins de la chose afin de poursuivre son agresseur devant les tribunaux.

« Le Vandrdij 23 de Cembre a 4 heure après midy de l'année 1774 jé été maltreté par françois galais fils ainné le père complisse du fait aubergiste au châpeau rouge et maître vinaigrié proche Laporte Guillaume Lion a Roüen [1] et le Landemain Luyé doné à Signation par Mr Guillerij huissié rue ganterie a Roüen — non des temoins scavoir Mr Brunelle, laboureure a bonce Coure et sa femme et saniesse qui zons été présent alaction, autre temoin Lenomé Etiene delahais, manœuvre rue de lafoullerie chey Manourij hotte quis nourrie des zouvrié paroisse de St Vivien... etc., etc. [2]) ».

Malheureusement, il ne fait mention du résultat de ses poursuites.

Nous devons ajouter que notre savetier-rebouteux était doublé d'un indiscret, peut-être même d'un jaloux, car nous relevons *in cauda*, cette note un peu insidieuse :

« Monsieur de la Rüe vas chez Madame Varin ravaudeusse de bas sur la renelle couturierre ausy en homme et femme il sous deux soeurs il hante la grosse !... »

Ces sortes de formulaires ne sont pas très rares ; il nous en est passé souvent entre les mains ainsi que des carnets de famille qui toujours

(1) L'auberge du *Chapeau rouge* etait alors situé rue Porche-Fourré, au coin de la rue des Arpents, derrière la Porte-Guillaume-Lion.

(2) On peut lire actuellement encore, rue Saint-Vivien, presqu'à l'encoignure de la rue de la Foulerie, sur une enseigne de café-restaurant : *Au rendez-vous des Maçons*.

fourmillent de notes curieuses et intéressantes. Bien des faits et gestes de la vie privée de nos aïeux ont été consignés par eux dans ces épaves des temps passés, épaves qui n'ont guère leur place dans les bibliothèques publiques mais que des « *Musée Carnavalet* » de province accueilleraient avec bonheur.

CARICATURE ROUENNAISE

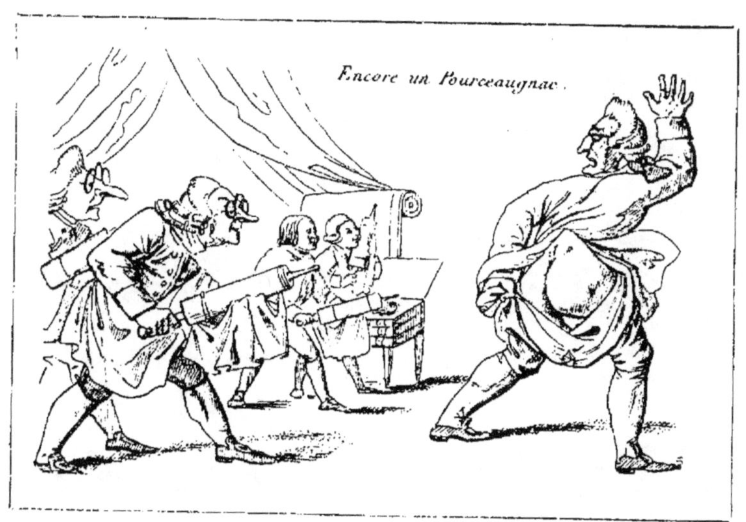

Reproduction du « DEUX DE CARREAU » provenant d'un jeu de cartes satiriques, imprimé à Rouen vers 1846 (*Collection J. Taurin à Rouen*).

www.ingramcontent.com/pod-product-compliance
Lightning Source LLC
LaVergne TN
LVHW050517160826
845677LV00003B/1183

* 9 7 8 2 3 2 9 6 3 9 7 4 1 *